中国居民饮水指南

简编版

北京公众健康饮用水研究所　编著

中国质检出版社
中国标准出版社
北京

图书在版编目（CIP）数据

中国居民饮水指南：简编版/北京公众健康饮用水研究所编著.
—北京：中国标准出版社，2013.3（2015.12 重印）
ISBN 978-7-5066-7104-0

Ⅰ.①中… Ⅱ.①北… Ⅲ.①饮用水—给水卫生—中国—指南
Ⅳ.①R123.5-62

中国版本图书馆 CIP 数据核字（2013）第 020978 号

中国质检出版社
中国标准出版社 出版发行
北京市朝阳区和平里西街甲 2 号（100029）
北京市西城区三里河北街 16 号（100045）
网址：www.spc.net.cn
总编室：(010) 64275323　发行中心：(010) 51780235
读者服务部：(010) 68523946
中国标准出版社秦皇岛印刷厂印刷
各地新华书店经销

＊

开本 880×1230　1/32　印张 2.125　字数 52 千字
2013 年 3 月第一版　2015 年 12 月第三次印刷

＊

定价：10.00 元

编审委员会

一、组织单位

国家发改委公众营养发展中心饮用水产业委员会

北京保护健康协会健康饮用水专业委员会

二、支持单位

中国科学技术协会科普部

三、编写顾问

陈梦熊　中国科学院资深院士

王　浩　中国工程院院士

李圭白　中国工程院院士

四、编委会

主　任

李复兴　国家发改委公众营养发展中心饮用水产业委员会

主任

北京公众健康饮用水研究所所长

副主任

张熙增　北京保护健康协会会长

孟繁森　国家科技部原企管办研究员

杨学芳　广西巴马壹伍零长寿原生态经济俱乐部董事长

主　编

赵飞虹　北京爱迪曼生物技术研究所所长

北京保护健康协会健康饮用水专业委员会主任

副主编

柴巍中　北京大学公共卫生学院研究生导师、博士

国家青少年儿童食品安全专家组组长

牛建秀　北京公众健康饮用水研究所所长助理

序

民以食为天，食以水为先。2011 年中央一号文件中明确指出"水是生命之源、生产之要、生态之基"。拥有稳定、安全、洁净的饮用水以及相关的卫生基础设施，既是人类生存的基本需求和权利，也是人类健康的必要保证。但人们普遍对饮水安全与健康的知识知之甚少，对水作为最重要的营养素和其营养健康品质的重要性尚未引起应有的重视。

可喜的是，由国家发改委公众营养与发展中心饮用水产业委员会与北京保护健康协会健康饮用水专业委员会共同主持，北京公众健康饮用水研究所组织编著的《中国居民饮水指南 简编版》及时问世，真是国民的福音。它必将对普及全民饮用水知识和提高民众健康水平发挥重要的作用。

该指南以先进的科学证据和第一手调查资料为基础，密切联系我国居民饮水的实际，可给居民提供最基本、科学的健康饮水信息，对各年龄段的居民和具有不同特点人群的居民合理选择、科学饮水，避免由不合理的饮水造成对身体的不良影响，以致引发疾病具有普遍的指导意义。

随着社会经济发展，我国城市化速度将逐步加快，饮水问题也面临着严峻局面。因此，我们要坚持以人为本的科学发展观，坚持尊重自然、人水和谐的理念，提高全民水患意识、安全饮水意识、健康意识。同时，也希望全社会广泛参与《中国居民饮水指南 简编版》的推广和运用，倡导广大消费者喝上安全、健康的水。

中国工程院 院士

国家卫生部 原副部长　　王陇德

前　言

　　饮水是最大、最重要的民生问题，关系到每个人的健康和生命安全及社会稳定。

　　20世纪自来水的普及将人类带入了安全饮水的时代。科技进步、环境改变和人类保健要求21世纪必须成为科学饮水的时代。

　　水是合理膳食的重要组成部分。科学饮水取决于饮水量、饮用水品质和饮水方式。科学饮水要因人而异、因时制定。饮水对人体发育、营养和健康影响巨大。民以食为天，食以水为先，人可三日无食，不可一日无水。

　　基于上述思考，2011年国家发改委公众营养发展中心、北京公众健康饮用水研究所联合新浪网共同主办了"水与生命质量认知调查"，参与调查的人数达7万人。调查发现，中国居民科学饮水现状令人堪忧，近9成人不懂科学饮水，没有主动饮水的习惯；66.1%的人每天仅喝1～2杯水，每日饮水量严重不足；公众在饮水选择和认知方面存在不少误区和盲区，饮水观亟待改善。由此，深感开展全民科学饮水知识普及和教育的必要性和紧迫性。

　　调查结果表明，公众普及科学饮水紧迫而必要。基于本次调查，参照《中国居民膳食指南》，在国家发改委公众营养与发展中心饮用水产业委员会与北京保护健康协会健康饮用水专业委员会共同主持下，由北京公众健康饮用水研究所牵头，组织相关机构和专家学者筹划编写《中国居民饮水指南简编版》。本着简便易用、广泛普及的原则，在《中国居民饮水指南·科学依据》版基础上进行浓缩和精减后，编辑出版简编版，希望为公众日常饮水提供实用的科学指导。

目　录

第七篇　公众饮水现状与热点问答

第八篇　重要参考资料

第一篇　水与生命

导读

　　生命发育和生命体构成离不开水，无水便无生命。地球上存在不需要阳光和氧气的生物，但绝对不存在不需要水的生物。水在人体内发挥主要作用，维持动态平衡状态。如果水失去动态平衡，就会影响人体健康，甚至危及生命。

1　水与人体组成

　　人体约 70％ 由水组成。从某种意义上讲，人是地球缩影，人体内水占体重的比例为三分之二，与地球上水与陆地之比例相似。年龄、性别和肥胖度影响人体水含量。成年男性含水量为体重的 60％ 左右，女性为 50％ 左右，婴儿含水量为 65％～75％。年龄越小，体内水分相对含量越多。同样年龄，体瘦者含水量高，肥胖者含水量就低。同样年龄，女性体内含水量少于男性。

　　水在人体的分布不平衡。图 1-1 中显示了人体各部分含水量。大脑、肺部、肌肉和血液含水量较高，而骨骼含水量最低，仅为 31％ 左右。

2　水的生理功能

　　水是良好的溶剂，具有很强的表面张力和很高的热容量。维持人体的正常生理活动都需要水的参与。人体内各种营养物质和代谢产物均以离子态的形式溶解在水中才得以快

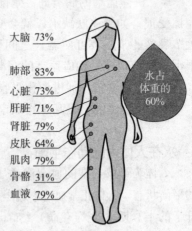

大脑 73%
肺部 83%
心脏 73%
肝脏 71%
肾脏 79%
皮肤 64%
肌肉 79%
骨骼 31%
血液 79%

水占体重的 60%

图 1-1　人体各部分含水量

速地完成在细胞和组织间的移动，脂肪和蛋白质等只有成为悬浮于水中的胶体状态才能被吸收，各种代谢废弃物必须通过水的介导以粪便、尿液、呼吸、汗液、呕吐等方法才可以排出体外。水在血管、细胞之间川流不息，把氧气和营养物质运送到组织细胞，再把代谢废物排出体外。水与人体呼吸息息相关，只有水把肺泡表皮润湿后，才能引起气体的弥散作用，因此呼吸也离不开水。没有水的存在，人体的新陈代谢和生理活动将不能进行。水在人体内的生理功能主要表现在以下几个方面：

- 组成人体及其体液的重要物质；
- 参与并促进体内新陈代谢；
- 调节体温：人体通过体内的水进行吸热或放热来有效调节体内温度；炎热季节，环境温度高于体温，人体通过出汗使水分蒸发带走一部分热量来降低体温；天冷时，水贮备热量的潜力很大，人体则不致因外界温度过低而使体温发生明显波动；
- 运输营养和代谢产物的载体；
- 维持体内酸碱平衡；
- 机体运动的润滑剂：水能滋润皮肤、关节，避免器官间摩擦受损；如果皮肤缺水，就会变得干燥，失去弹性；体内一些关节囊液、浆膜液可使器官之间免于摩擦受损，且能转动灵活；眼泪、唾液也都是相应器官的润滑剂；
- 润化食物，促进消化吸收；
- 恢复体能，提高工作效率。

3 水在人体内的动态平衡

人体为维持正常的血清渗透压，必须维持水排出量和摄入量的平衡状态，人体正常血清渗透压为 $285\sim290\text{mOsm/kg}$。机体内水分子的半衰期（平均寿命）约 7d，人体每日依靠饮水和饮食获得水分，又通过机体内各种排泄器官将多余的水分排出体外。在正常情况下，机体每日摄入的水分和排出的水分基本相等，这就是水在人体内的动态平衡。图 1 - 2 显示了人体内的水分平衡状态。失去体内水平衡就会损害健康。

　　人体通过口渴机制来控制水的摄入和排出。每日摄水量受到环境、年龄、生活习惯、身体状况的影响。人体摄入的水通常分布在细胞内外液，二者通过渗透压来维持其平衡。

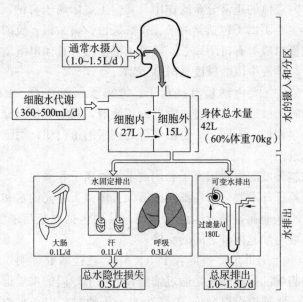

图 1-2　水在人体内的平衡原理
（资料来源：Sumit Kumar）

　　适宜温度、湿度条件下，成年 70kg 体重的男性身体的含水量为 42L，其中 65％（约 27L）在细胞内，35％（约 15L）在细胞外。人体多余水分通过肾脏滤出。肾小球正常的过滤速率为 125mL/min，血液经过肾脏的流量大约为 180L/24h，肾脏中形成的尿液为 1～1.5L/24h。尿液形成的多少是体内水分平衡的结果，并在抗利尿激素的作用下完成。

　　水平衡紊乱可表现为总体水过少（脱水）或过多（水肿），或变化不大但水分布有明显差异，即细胞内水增多而细胞外水减少，或细胞内水减少而细胞外水增多。人体内水失去平衡的基本原因为水摄入和排出不相等，不能维持体内水的动态平衡。水平

3

衡紊乱常伴有电解质及渗透压的平衡紊乱。

4　水与人体电解质平衡

　　人体体液中存在的离子称为电解质，具有形成体液渗透压，维持体内液体的正常分布的作用。其中主要阳离子有钠、钾、钙和镁，主要阴离子包括氯离子、碳酸氢根、磷酸根、硫酸根以及乳酸和蛋白质等有机阴离子。氢离子浓度约为其他电解质的百万分之一，体液中以酸碱度（pH）表示。

　　血浆中主要电解质有钠离子、钾离子、氯离子、重碳酸盐等。细胞间液是血浆通过血管壁的超滤液，其电解质成分和浓度与血浆很相似，不同之处是血浆含有较多的蛋白质，而细胞间液含少量蛋白质。

　　细胞外液的主要阳离子和阴离子为钠离子和氯离子，而钾离子和镁离子却主要分布在细胞内液。人体每天补充的水和电解质在体内不断地在各部分间进行交换，其中包括血浆与细胞间液、细胞间液与细胞内液之间的交换。

　　2003 年诺贝尔奖获得者 Peter Agre 教授研究证明，水分子跨越细胞膜的快速输送是通过细胞膜上一个专门的水通道蛋白而实现的。水通道可以允许 30 亿个水分子通过。由于水通道蛋白的存在，细胞才得以快速调节自身体积和内部渗透压。

　　海水与人体体液中的离子丰度相似，见图 1-3。

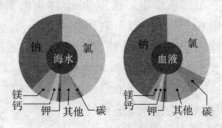

图 1-3　海水与人体血液组成比较

5　水与认知

　　认知是人们对外界事物的反应能力，包括人的思维能力、反应能力、学习能力和记忆能力等。人的大脑含有 73% 以上的水分，要保持思维的敏锐，脑细胞中需要充足的水分。当人体处于脱水状态时，大脑神经元萎缩、大脑细胞生物化学过程，其中包括神经信号传导减慢。饮水量不足影响人脑的正常思维和认知水平。机体脱水仅为体重的 1%～2% 时，神经元的正常活动开始降低，短期记忆受损，视觉跟踪能力减弱和注意力不集中。因此，人体每天饮水状况对神经系统的功能产生重要影响，直接关系到人的认知能力。

第二篇　水与健康

导读

　　水是人类所需七大营养素中最基本、最重要的营养素。水本身具有多种生理功效，其他营养素的生理功效必须有水参与才能发挥其作用。水不仅具有生理解渴和维持生命的作用，而且还具有缓解病痛、预防疾病、促进健康和生命质量提高的重要作用。水是最廉价、方便和有效的保健品，但不是所有水都具有促进健康和提高生命质量作用。

1　水的健康功效

　　● 镇静功效：在心情烦躁、情绪不稳时，缓慢而少量地饮水，会产生安神镇静的功效。适量饮水可以显著缓解因脑部缺血而引起的头晕，从而减少眩晕。

　　● 解热功效："解热"是指水能散发人体内多余热量，维持37℃左右的正常体温值。不论是环境因素或疾病因素导致体温异常升高时，通过多饮水、多出汗，经皮肤蒸发散失体内多余的热量，从而恢复正常体温。

　　● 急救功效：对于高热、腹泻脱水的病人，及时补充流失的水分，加速体内水分吸收，可以避免因脱水引发的生命危险。另外，临床上通过静脉输入0.9％的生理盐水或葡萄糖盐水，会更快地起到有效的治疗和急救作用。

　　● 伴药功效：患病服药时，不论是中药或西药，也不论是汤剂或固体状，必须与水伴服，这样才能快速充分地发挥药物的治疗作用。服药时多喝水，可增加胃的排空速度，使药物更快到达肠部，提高药物吸收速率。饮水对溶解度低而剂量大的药物也能增加溶出量，增加吸收量，从而提高血药浓度，加快达峰时间，提高药物的生物利用率和疗效。服药时多喝水，还能使尿量增加，加快药物、毒素的排出，减少药物对肾脏的损伤。

● 预防猝死：人在熟睡时，由于隐性失水、呼吸等原因，丢失身体内水分，造成血液水分减少，血液黏稠度增高。对于体弱衰老的人和心血管病人，容易在凌晨发生心绞痛和心肌梗塞，造成熟睡中猝死。睡前喝适量水，可缓解机体的脱水状态，维持血液黏稠度的稳定，预防熟睡中猝死。

● 治疗口臭：体内水分供给不足，泌尿系统的排尿活动受到抑制，代谢废物只能通过消化呼吸系统排出，其中大量地将代谢终产物从口中呼出，这样就形成了口臭。每天保证充足饮水，可以减少和预防口臭。

● 减缓心脏压力：水中镁离子对心脏病的发生可起抑制作用，若体内长期缺乏镁离子，容易引起或加重心脏病及中风发生的风险。

● 助眠功效：睡前1h饮1杯水，能有效改善血液黏稠度，达到安神镇静、助眠功效。

● 健体美容功效：饮水能促进新陈代谢，及时排出体内的废物和毒素，洁净皮肤，促使皮肤细胞水量饱满，肌肤细嫩有光泽，减少皱纹、黄褐斑，延缓衰老。使人容光焕发，具有健体美容的功效。

● 缓冲保护功效：体内水液（如脑脊液、关节腔液、心包液等）不仅有润滑作用，还可使人体的组织、器官、脊椎免受冲击损伤，具有缓冲保护的功效。

● 保持经络通畅：现代研究表明，经络的实质之一是低流阻的组织液通道。充分的饮水可使组织液在经络中的流量加大（气血充沛），流阻降低（经络通畅），有利于营养物质的运输与代谢物的排除，使细胞时刻处于良好的体液内环境之中，组织、器官之间信息联络通畅，功能协调（阴阳平衡），从而保持身体的健康。

2 水中矿物质与人体健康

人体需要25种以上的必需矿物元素，包括了阴离子和阳离子元素，Cl^-、F^-、$H_2PO_4{}^-$ ＋$HPO_4{}^{2-}$、$MoO_4{}^{2-}$ 等是具有生理作用的重要阴离子；Ca^{2+}、Mg^{2+}、Na^+、K^+、Fe^{2+}、Cu^{2+}、Zn^{2+}、Mn^{2+} 等是重要的阳离子，这些阳离子在肠道中可能与蛋白质呈螯合态、或者和一些小的有机物相结合，在机体中发挥生理功用；硒和碘这两种非金属元素在体内与一些物质结合共同起作用，例如碘化甲状腺氨酸，硒代半胱氨酸都是酶的组成部分，B、Cr、Ni、Si 和 V 等五种元素可能具有一定的营养学意义。Ca、P、Mg、F 这四种元素影响骨骼和细胞膜结构；Na、K、Cl 这三个元素影响机体的水和电解质平衡；Zn、Cu、Se、Mg、Mn、Mo 与新陈代谢中的酶催化作用有关；Fe 与机体红细胞的携氧能力有关；I、Cr 与激素功能有关。缺乏这些元素会降低机体免疫功能，造成骨骼和神经系统发育的损害。

水中一些重要矿物质及其作用：

● 钙：对骨骼和心血管的健康非常重要；

● 镁：对骨骼和心血管的健康非常重要；

● 氟：可以有效地防止龋齿；

● 钠：维护细胞外液及其渗透压；

● 铜：在抗氧化作用、铁的利用和心血管的健康上有重要作用；

● 硒：在抗氧化作用和免疫系统中有重要作用；

● 钾：机体生物化学过程中很重要的电解质，维持细胞内外渗透压平衡。

水中总矿物元素的相对吸收率大约在 $1\%\sim20\%$ 之间。相比食物而言，从饮用水中提供的微量元素占最大比例的是钙和镁。水中提供的这些微量元素能够满足人们每日所总需微量元素的 20%。水中其他的主要微量元素也能够满足人们每日所总需微量元素的 5% 左右。某些特殊地方的水（如深井水、火山岩水、沙漠水）中的氟和砷特别容易被人体吸收。

人体中矿物元素主要来源于食物和水，胃肠道是主要的吸收部位。水中矿物质呈离子态，容易被人体吸收，而且比食物中的

8

矿物质吸收快。通过同位素测定，水中矿物质进入人体 20min 后，就可以分布到身体的各个部位。通常认为，人体所需的营养物质都是由食物转化而来的，对水中营养物质的需求是很低的。但是，对于那些不吃或很少吃肉的人来说，通过膳食摄入的铁、锌和铜的量远远低于所需要的量，水中的微量元素的补充就显得至关重要了。

水中矿物质可以满足人体每日矿物质需量的 $10\%\sim30\%$。水提供的矿物元素的数量与水中的含量和饮水量有关，人类行为和环境影响饮水量。

矿物质的吸收存在着拮抗和协同的作用，例如 SO_3^{2-} 与 SeO_3^{2-}、Ca^{2+} 与 Zn^{2+}、Zn^{2+} 与 Cd^{2+}、Zn^{2+} 与 Cu^{2+}、Cd^{2+} 与 Cu^{2+}。从图 2-1 中可以看出 Cd 抑制 Cu，Ca 和 Mg 具有协同和拮抗的作用等。许多螯合态的二价阳离子可以提高肠道中的生物学利用率。

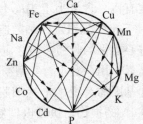

图 2-1　几种重要矿物元素之间的协同与拮抗示意图

3　水中微量元素与人体健康

水中含有多种微量元素，例如 Fe、Cu、Zn、Li 等，水中微量元素的种类和含量与本地地层中的岩石和土壤中的矿物质含量具有一定的相关关系。水中重要的微量元素如下：

3.1　氟

氟是自然界中存在的化学物质，以无机化合物或络合物的形式赋存于岩石、土壤和空气之中，通过饮水和食物链摄入人体。饮水中氟的摄入量占总摄入量的 $50\%\sim70\%$。参与人体的正常代谢，适量的氟可以维持机体的钙、磷的正常代谢，促进骨骼和牙齿的生长发育，防龋齿。但是，过量的氟与血液中的钙结合，会造成过量氟化钙沉积，使骨质硬化，密度增加，骨皮质层增厚，髓腔变小，严重时可患氟骨症。因此氟对机体具有双重作用。

我国饮水卫生标准研制组建议，饮水中氟含量为 0.5～0.7mg/L 是安全的。

国际矿泉水标准中规定，如果产品中氟含量超过 1mg/L，便可标注"含氟"的字样。当产品的氟含量超过 1.5mg/L 时，标签上还要注明："七岁以下的儿童和婴儿不适宜饮用"。

3.2 钒

钒是由西班牙矿物学家 Del Rio 在 1813 年首次发现的。人体必需微量元素，自然界分布很广，地区差异较大。淡水和海水都含有钒，含量小于 $3\mu g/L$。我国长江水中钒浓度范围为 0.24～64.5$\mu g/L$。钒可以刺激造血功能，改善营养性贫血的症状、促进心血管的收缩，与心血管病死亡率呈负相关。钒在体外有类胰岛素作用，对 I、II 型糖尿病均有作用。但是，钒过多可能会引起基因的突变、干扰细胞的微管和微管蛋白的有丝分裂、引起 DNA 的损伤。钒可以抑制肾小管的重吸收，导致多尿和钠的排出。钒酸盐离子可以作为 Na^+、K^+-ATP 酶和其他磷酸羟化酶的抑制剂。

钒进入人体主要有两个途径，一是从饮食中摄入，另一是从呼吸道和皮肤进入。一般水溶性阳离子钒容易被吸收，吸收率可达 10％。血液中的钒大约 95％存在于血浆中，四价的钒可以通过胎盘屏障进入胎儿。

3.3 偏硅酸

硅是自然环境中的重要成分，也是地球上丰度最大的元素之一。硅在自然界中多以 SiO_2 的形式存在，矿泉水中多以偏硅酸的形式存在。水中偏硅酸的含量取决于水的矿化度和 pH。水的矿化度和 pH 越高，偏硅酸的含量就越低。人体对于硅的吸收率仅为 1％。

2011 年欧洲食品安全局规定，硅不能预防铝在脑部的沉积、中和胃酸；硅无助于正常的胶原蛋白和结缔组织形成，硅无助于保持正常的骨骼和关节，硅无助于头发和指甲的正常形成。

3.4 重碳酸盐

天然水体中普遍存在着各种形态的碳酸化合物，它是决定水体 pH 的重要因素，具有调节人体酸碱平衡的缓冲功能。人体通过多种缓冲体系调节酸碱平衡。细胞外液的缓冲剂为碳酸、磷酸和蛋白质。细胞内酸碱平衡的调节更为复杂。无论细胞内和细胞外，碳酸氢盐缓冲系统都是最重要的缓冲体系。

现代人饮食中酸性物质产生过多，摄入的重碳酸根（HCO_3^-）和 H^+ 的比例严重失衡，面临慢性、进行性有害健康的高氯性酸中毒的危害。随着年龄的增加，身体调节酸碱的能力降低，特别是肾脏和肺脏功能的降低，影响体内酸性物质的排出。膳食中重碳酸根的摄入量长期不足，便导致人体产生酸性体质。许多矿泉水中含有丰富的重碳酸盐，特别是一些天然苏打水，其重碳酸盐的含量较高，可以作为重碳酸盐的良好补充剂。

4 水与非传染性慢性疾病

WHO（世界卫生组织）调查发现，人类疾病 80％ 与饮水有关。发展中国家 80％ 的疾病和 1/3 的死亡是由饮水不洁造成的，每年因此死亡的人数达 2500 万。新的研究表明，慢性、轻度脱水和液体摄入量少等影响身体健康和机能，具体表现为身体功能、精神机能减退，罹患多种慢性非传染性疾病，如肾结石、尿道癌、结肠癌、乳腺癌、儿童肥胖和二尖瓣膜脱垂等。以色列、英国和美国开展的研究发现，水的摄入与一些癌症的发生有直接关系。如果摄入的水分充足，发生膀胱、前列腺、肾脏、睾丸、输尿管、肾盂、结肠和乳腺等癌症的风险会降低。

2006 年 WHO《预防慢性病：一项至关重要的投资》报告指出，"慢性病阻碍经济增长，而且会降低国家发展的潜力，对中国、印度等经济快速发展的国家来说尤其如此，慢性病的危害和死亡已经在大幅上升。"慢性病已成为我国城乡居民死亡的主要原因，城市和农村慢性病死亡的比例高达 85.3％ 和 79.5％。与膳食营养有关的慢性病占死亡原因的 70％以上。80％的慢性病由营养代谢发生障碍而引起，近年来发病率呈现上升和年轻化的趋势。

慢性病不仅是吃出来的，而且也是喝出来的。大量实验证明，多饮水、饮用健康水，对于营养代谢性疾病即慢性病具有良好的预防及缓解作用。

4.1　水与心脑血管病

水中碳酸钙和镁的总量称为水的总硬度，以碳酸钙计（mg/L）。水中总硬度为 50～300mg/L 为好。1957 年以来全世界有超过 80 个流行病理学研究公开报道，水的硬度影响心脏血管疾病发生的风险。大部分报道中，发现心血管疾病死亡率和水的硬度之间存在负相关关系。尽管水中矿物盐的含量不同，只要长期饮用优质矿泉水对健康都是非常有益。水中钙、镁是人体良好的补充剂，每天饮用适宜硬度的水可以满足人每日钙和镁的需要，同时降低食物烹饪中其他营养物质的流失。WHO《饮水中的钙和镁对公众健康的意义（2009）》指出，饮水中钙的吸收率与奶中钙的吸收率相似。

从图 2-2 中可以看出水与心脏病、高胆固醇和高血压有着密切的关系。高胆固醇引起高血压，进一步发展为脑卒中和心脏

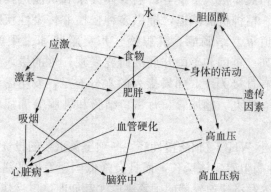

图 2-2　成人心血管病致病因素模型图

（资料来自 Rockett 1994）

病。饮水量不足和水质过软，引起肥胖，造成动脉硬化，引起心脏病和脑卒中。

4.2　水与肥胖

肥胖症是遗传、个人行为和环境三方面因素共同作用的结果。事实上，大脑对饥饿和干渴的感受错位，导致体内能量代谢失衡是肥胖症发生的根本原因。

人体每日摄入的各种食物中的营养素在分解的过程中需要水的参与，同时伴随能量产生。能量是提供人体活动的能源。人体血液中含有90％左右的水分，充足饮水使得血管的血容量充盈，血液流动顺畅，从而提供身体各部分充足的氧气和营养素，提高了肝脏分解代谢功能，减少了脂肪肝的发生。

大脑消耗的糖分占人体总消耗量的20％左右，其余的糖分被身体利用或者以脂肪或蛋白质的形式储存在体内。水分充足时，大脑对糖分的利用效率高，糖分的分配也处于合理状态。身体缺水时，大脑无糖分可用，大脑饥饿便促使人体大量摄入营养，能量也在身体相应的部位蓄积，最终出现肥胖症。积极运动，消耗的能量就多，能量被身体充分利用，就不会以脂肪的形式沉积在体内。

肥胖是大多数慢性病的根源。充足的饮水、适当的运动和合理的膳食是维持人体健康的重要基石。

4.3　水与便秘

便秘是指排便不畅、费力、困难、粪便干结且排便次数少的一类疾病。便秘是现代人们常见的一种病症，80％的人存在便秘困扰。如果饮水不足或补水不及时，本应排出体外的废物就会在体内长时间逗留，变成有害物质。水是身体的润滑剂，具有排毒、润肠、软化大便的功效。而大肠作为粪便排泄的主要通道，必须在身体水分充足的情况下完成。

4.4　水与疼痛

对于某些人体疼痛性疾病，多饮水可起到缓解和止痛作用。

13

每天增加饮水量（2500mL 以上），可促进人体新陈代谢功能，清除肾脏中积存的物质，改善血液及肾脏生物膜渗透性，降低血液中尿酸的含量，恢复肾脏自身排泄尿酸的能力，加快尿酸排除，清除关节中的痛风石沉积，清除炎症，使关节出现的红肿和热疹得到控制和解除。

有时，疼痛不是病，是身体缺水信号。许多人都有头疼的问题，特别是女性偏头疼的数量大于男性。充足饮水，血液携氧能力增加，神经紧张度降低，可以缓解头疼。很多人经常吃止疼药或者寻诊就医，没有意识到是疼痛是大脑对身体脱水的一种警告。

5 水与长寿

世界上目前公认的最长寿的地区为日本冲绳、希腊伊卡里亚、意大利撒丁岛、巴基斯坦罕萨和中国广西巴马。这些地区老人长寿的原因除了自然环境因素及平和的心态、家庭和谐、经常劳动之外，还与他们饮用的水质有关。经过对众多长寿地区饮用水质的化学、物理及生物学等方面的综合评定，发现长寿地区的饮用水水质具有以下共同特点：

● 没有污染，不含有毒、有害、有异味的物质（微生物均为零污染，有机物评定指标 COD 为 0.5 以下）；

● 水质所含的成分和特性符合人体营养需要（水中含有丰富的有益矿物元素、水的硬度适中、低钠、弱碱性）；

● 水龄长（均在 2000 年以上）、水分子团小（60～80Hz），属天然活性水。

长寿地区百岁老人具有良好的饮水习惯，平均每天喝水在 10 杯以上。长寿地区人群良好的饮水习惯及饮用水水质与当地人健康长寿、慢性病和癌症低发等有直接关系。天然、安全、健康的饮水为长寿提供了良好的物质保障。

第三篇　人体需水与饮水

导读

中国人健康饮水状况令人堪忧，九成居民饮水量不足，没有主动喝水的习惯。人体长期处于脱水状况是造成各种慢性病、生理功能降低、认识低下等疾病发生的重要原因。因此，要健康、少得病，最廉价、最有效的方法就是养成多喝水，主动喝水的习惯，即每人每天正常情况下至少喝8～10杯水（至少1600mL）。

1　人体的渴觉与饮水机制

每日的饮水量，受下丘脑控制。下丘脑具有饮水中枢（drinking center），当此中枢受到刺激时，便会感到口渴而寻找水喝。造成口渴的因素有细胞外液渗透压升高及血液体积减少（如失血）两种（见图3-1）。体液内盐类浓度增加使渗透压升高时，刺激渗透压受体，引发中枢神经兴奋，激起渴觉，即渗透压渴觉（osmotic thirst）。如失血太多致使血液体积明显减少时，则血压下降，此时血液流经肾脏，刺激肾脏释出肾素（renin），此肾素使血液中的血管收缩素原（angiotensinogen）转变为血管收缩素-Ⅰ，依次再经转换酶（converting enzymes）的作用而转变为血管收缩素-Ⅱ，此血管收缩素会刺激下丘脑的渴觉中枢（穹隆下器官），引发饮水行为。这种因失血使血液体积减少引发的渴觉称为低血量渴觉（hypovolemic thirst）。

血管收缩素一方面作用于血管使之收缩以升高血压，同时会刺激肾上腺皮质释出醛固酮（aldosterone），作用与肾小管加强对钠离子的重吸收，引发血液中水含量的增高，使血液体积增加而升高血压。医生通常告诫病人"不要吃太咸，以免升高血压"就是这个道理。

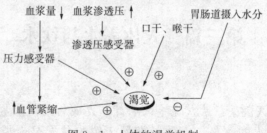

图 3-1　人体的渴觉机制

图 3-2 的上图为静脉注射高渗盐水后，大脑正电子 X 断层摄影术显示的脱水时大脑的假色影像，下图为干渴 3min 后充足饮水，大脑皮层 8mm 区域中浅色的环线消失。

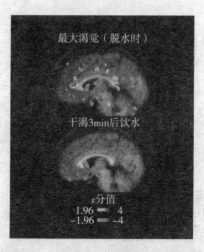

图 3-2　高渗盐水与干渴时大脑影像图

2　人体水的来源与排出

人体可以精密地调控体内水分的含量，通过调控水的摄入和排出来保持人体水分的稳定。正常生理情况下，人体每日摄入和排出的水分基本相等，这就是水在人体内的动态平衡。水的摄入和排出受环境、健康状况、饮食结构、习惯、文化以及水在身体内的生物利用率等诸多因素的影响。人体轻微脱水，通过调节水分的摄入，有效补充体内水分，脱水可在一天内得到恢复。而人体脂肪重量的变化一般需要几天甚至几周才能恢复。当感到口渴时，人体已经处于轻度的脱水状态，应该及时补充水分了。

人体需要的水可以通过三方面得到供给：直接饮水（50%）、食物含水（40%）和细胞氧化（10%）。正常环境温度条件下，人们一般通过饮水（饮料和汤等）摄入约1200mL，食物中获得的水分约700mL，营养物质代谢产生的水分约280mL，其他饮料汤等约400mL，总计约2580mL。人体所需水分最容易通过直接饮水或饮用含水90%的饮料而得到有效补充。水也可以通过含水高的水果、蔬菜等固体食物得到补充。自来水和普通软饮料的含水量为100%，咖啡和茶含水量为99.5%，运动饮料为95%，鲜果汁为90%~94%，脱脂奶、低脂奶以及全脂奶含水率分别为91%、89%和87%。以上饮料类型不包括含酒精饮料。饮用1g酒需要消耗10mL的水分。咖啡和茶叶中含有利尿物质，因此过多的饮用酒、咖啡或茶叶，需增加饮水量。

人体内水的排出有四个渠道：通过肾脏以尿液的形式排出，约占60%（约1500mL）；通过肺脏经呼吸呼出，约占15%（约350mL）；通过皮肤排汗，约占20%（约500mL）；随粪便排出，约占5%（约150mL）。高温环境人体的水分排出量可达到约3300mL，长久锻炼时体内排出水分则高达约6600mL。因此，要达到体内的水平衡，就要根据排泄量调整饮水量。人体每日摄入和排出的水分基本相等，处于一种动态平衡，具体见表3-1。

表3-1　正常环境条件下人体的水平衡

来源	摄入的水分/ （mL/d）	来源	水分的排出/ （mL/d）
直接饮水	1200	尿液	1300
固体食物	700	肺部	300
营养物质代谢产生的代谢水	280	皮肤	920
其他（饮料、汤等）	400	粪便	60
总量	2580	总量	2580

3　人体的饮水量

饮水量指人体直接饮用的水量，不包括其他饮料和汤等。水的维持需要量是指为满足机体新陈代谢所需要的最低饮水量。水的维持需要量是人体最低的生理需要量，是人体在没有任何脑力和体力活动以及标准环境条件下的饮水需要量，也是防止脱水的水需要量。人体每天更新总含水量的大约 5%～10%，正常成年人每日排出的水分为 2500mL。人体每天平均从食物中获得 1000mL 的水，体内代谢供给 300mL，因此每日水的维持摄入量为 1200mL。

人体水的需要量随食物组成、活动状况、环境温湿度、机体代谢以及健康状况的不同而不同。再考虑到饮食习惯和气候条件等因素，建议用适宜饮水量来衡量饮水量。每日适宜饮水量应为 1600mL，其中不包括汤、饮料。汤、饮料等的摄入量为适宜水摄入量的 20%左右为宜。

4　人体水缺乏与水中毒

与食欲相反，人们喝水的欲望不太强烈。只有丢失 2%体重的水分才会感到口渴，只有轻度脱水时才会产生口渴的机制，常常会导致大多数人饮水不足。口渴机制不良、对水的味道不满意、经常摄取利尿的咖啡和酒精、参加锻炼、环境状况不佳等因素增加了慢性、轻度脱水的可能性。脱水易感人群是婴儿、老人和运动员，这些人不能充分表达渴感，或者不能感觉到口渴。

适宜气候下的室外工作，每小时通过出汗损失 0.9～1.8kg 的水，这意味着一个 73kg 重的人每小时很容易损失掉体重的 2%左右。如果活动剧烈或高温环境，液体的损失会更大。人们会感到疲劳、劳动能力降低、口干舌燥。

身体脱水的早期症状有疲劳、食欲不佳、皮肤潮红、胃部发热、轻微头痛、口干、嗓子干、热耐受不良、尿色加深。损失体重 10%的水分就会损害工作能力，出现恶心、虚弱、谵妄、高热等临床症状。严重脱水的症状表现为吞咽困难、身体摇摆、笨拙、皮肤起皱、眼睛下沉和视力模糊、排尿疼痛、皮肤麻木、肌肉痉挛、谵妄。损失水分超过体重 20% 时就会危及生命。

水摄入量超过肾脏排出能力时，可引起体内水过多或引起水中毒。这种情况多见于疾病状况，如肾脏病、肝病、充血性心力衰竭等。在损失水分和电解质的情况下，如手术、外伤等，给病人大量补充水分会产生水中毒，特别是肾功能不全和激素不平衡并发时，中毒状况更为严重。随后出现的细胞内液增加会引起大脑组织水肿，伴随头疼、恶心、呕吐、抽搐甚至死亡。正常人极少发生水中毒，而饮水量不足发生脱水的情况比较常见。

5 特殊人群应激条件下的饮水

5.1 应激条件下饮水量

在炎热、高温高湿、重体力劳动、疾病、重体力劳动或运动的情况下，此时人体处于应激状态，饮水与正常环境条件下的普通人群有所差异。饮水量的变化幅度随运动量、温度、湿度以及出汗状况等来调整。一般来讲，水的需要量主要受到运动负荷和热应激的影响，从 2～16L/d 不等。汗液大量丢失，达 800～1000mL/h 以上时，要适当补充含有电解质的水分。夏季饮水时，不仅要注意补充水分，同时还要注意补充阳离子、阴离子的电解质，使得人体的水和电解质达到平衡。

5.2 婴儿的饮水与补水

婴儿无法表达干渴、腹泻、发烧或炎热时，容易导致身体脱水，婴儿脱水时出现精神混乱、兴奋或者昏睡，属于水易感人群。母乳喂养的婴儿在 16 周以前不需要专门补水，母乳就可以满足婴儿的水需要量，16 周以后开始补水，补水量逐渐增加。早产儿和人工喂养的婴儿补水至关重要。世界卫生组织认为 5kg 的婴儿每日摄入水量为 0.75L，10kg 重的婴儿为 1L。婴儿出现脱水症状时，使用含一定电解质的补液按照一定的频率，小口补充，可以有效地缓解脱水症状。可以每 5～10min 喂一小口，每次大约 5mL 左右。伴有呕吐的婴儿，补液数量要适当增加，脱水严重时及时就医，采用静脉滴注的方法进行补液。

5.3 慢性代谢障碍病人的饮水

许多慢性代谢性病的外界因素之一是身体长期处于脱水的状态，体内大量的代谢废物不能有效的排出体内。机体为了快速排出废物，身体的需水量增加。特别是高血脂症和糖尿病患者，身体水的需要量要高于正常人群。改善饮水品质和增加饮水量对这些疾病具有预防作用。

6 人体脱水及其危害

所谓的脱水，就是水的摄入量低于排出量。腹泻、呕吐、出汗、疾病、烧伤、饮水不足等均可导致脱水。表3-2列举了人体不同失水比例时脱水症状。长期饮水不足是造成人体脱水的主要原因，长期脱水是造成各种慢性病的重要原因之一。根据尿液的颜色可以观察人体是否脱水，以及掌握如何补水。图3-3（见书后彩图）左侧为尿液的颜色，右侧为需要补水的数量。

表3-2　人体不同失水比例时的脱水症状

失水比例	脱水症状
脱水量为体重的百分比	症状
0	——
1%	口渴
2%	渴感增加，食欲丧失，身体不适
3%	烦躁，血量减少
4%	恶心，生理活动减缓
5%	表情淡漠，四肢刺痛
6%	体温升高，脉搏增加
7%	头疼，智力障碍
8%	头昏眼花，呼吸急促
9%	虚弱，精神混乱
10%	肌肉痉挛，吃语
11%	血容量降低，循环不畅，肾脏受损

当人体处于脱水状态时，大脑细胞的神经元萎缩、生物化学过程包括神经信号传导减慢。当机体脱水量为体重的 $1\%\sim2\%$ 时，神经元的正常活动开始降低，短期记忆受损，视觉跟踪能力减弱，注意力不集中。因此，运动中和运动后的快速补水是极为重要的。

年轻女性脱水达到体重的 1.36% 以上时，心情低落，工作困难感觉增加，专注性差，伴有头疼。年轻男性中等脱水不升高体温，但警觉性和记忆力变差，同时紧张、疲劳、焦虑感随着脱水程度的增加而增加。儿童青少年脱水达到体重的 $1\%\sim2\%$ 时，认知功能明显受到损害。老年人由于水合作用低于年轻人，口渴的感觉下降。身体脱水时，反应速度降低，数字出错率高，出现血压增加、昏睡、沮丧、焦虑的症状。

饮水量对于预防结石具有举足轻重的作用，每日排尿量低于 1500mL 时，结石的风险增加 51%。饮食中钠含量过高，以及高氟低钙水也会引起结石病；过多地饮酒和可乐等饮品，会引起机体的脱水，增加结石病的风险。与水有关的结石病为肾结石、尿路结石、膀胱结石。肾结石病的 80% 以上患者为男性，$30\sim40$ 岁为高发年龄，女性发病年龄晚于男性。

第四篇 科学饮水

导读

　　科学在进步，人类对水的认识却在退步，甚至存在很多误区和盲区。水是合理膳食的重要组成部分。科学饮水包括三方面的含义：饮水量、饮水水质和饮水方式。科学饮水要因人而异、因时制定。应当从小养成主动、足量、科学的良好饮水习惯。饮水水温接近人体水温为宜。饮料不等于饮水，合理选择水种和饮料最为重要。

1 科学饮水方式

　　喝水不像吃饭一样有严格的时间表，应该遵循"主动喝水、不要等口渴了再喝水、每天早晨一杯水、饭前一杯水"等合理饮水原则，表4-1提出了科学饮水方式建议。

表4-1 人体的科学饮水方式

时间	方　法	正确措施
AM6：30	经过一个晚上的睡眠后，由于皮肤的水分蒸发、排汗，身体已经处于缺水状态，起床后随即喝350mL的水，可帮助身体排出毒素。这个时间有些人可能还没有起床，具体喝水时间根据起床时间做出调整。	1. 饮水温度：18～45℃，以接近人体体温为佳。 　　2. 不要等到口渴才喝水，应该养成口渴前就饮水。 　　3. 经常少量多次饮水，而不是一次大量饮水。 　　4. 活动后称体重，每损失体重0.45kg体重补充2～3杯水。 　　5. 注意尿液的颜色和气味，量少色深表示已经处于脱水状态。 　　6. 不要用咖啡、茶、苏打水或酒精饮料代替水。咖啡因和酒精有利尿作用，增加排尿，损失水分。
AM8：30	早晨起床到办公室，匆忙又紧张，消耗体内水分。到办公室后，先倒一杯至少200mL的水，分几次慢慢饮下	
AM11：00	在空调房间工作一段时间后，别忘记给自己再倒一杯200mL的水，分几次慢慢饮下，补充流失的水分，缓解紧张的工作节奏	

时间	方　法	正确措施
AM12:30	用完午餐已经半小时了，喝水不宜多，几口即可，可以帮助消化食物	7. 睡眠时身体也会丢失水分，在一天开始和结束时均应饮用一杯水。
PM15:00	可以喝少量的淡茶水或者淡咖啡提提神，也可以喝一杯 200mL 的天然矿泉水，补充身体所需的水分	8. 天气温暖时，饮用凉开水是保持体内水分的最好方法。凉水比热水吸收更快，冷却身体更有效，可减少出汗。 9. 脱水环境应注意补水，洗浴前后、空调环境、饮用高糖分饮料、咖啡和浓茶时，注意补水。
PM17:30	下班离开办公室前，再喝一杯 200mL 的水，增加饱足感，回家吃晚饭自然不会暴饮暴食	10. 慎饮的水种：污染水、老化水、纯净水、千滚水等。
PM22:00	睡前半小时至一个钟头，再喝上一杯 200～300mL 的水或者牛奶，让自己尽快进入梦乡，做个好梦	11. 饮用医疗水要限量，不能作为正常人群的饮用水，不宜大量饮用。须在医生指导下饮用

2　不同人群的饮水指导

2.1　60 岁以上老年人饮水指导

● 老年人要及时补水，不能等到口干再喝水。饮水最好少量多次，不宜暴饮。

● 老年人要注意饮水量，防止饮水过度。肾病或肺心病的老人喝水过多，"水中毒"的风险增加，对老年人后果非常严重。

● 喝茶有益健康，提倡"早、少、淡"：早上喝茶、时间要少，浓度要清淡。

● 饮水多选择安全、健康、天然的矿泉水。

● 不宜长期喝纯净水。

2.2 孕妇饮水指导

● 孕妇、尤其是怀孕后期，喝水量要比一般成人多一倍，少量多次。

● 饮水安全第一位：有些重金属、有机物、消毒副产物可以通过胎盘屏障影响胎儿的生长发育，最好选择富含天然矿物质的安全、健康、天然的矿泉水，然而矿泉水品种和含量不同，要慎重选用。

● 不宜长期饮用纯净水及蒸馏水，少喝饮料。

● 不宜过量喝水，恶化妊娠水肿状态。为预防减缓妊娠后期的妊娠水肿，晚上少喝水，但不能减少全天水摄入量。

2.3 婴幼儿饮水指导

● 太"硬"的矿泉水不适合婴儿饮用：对于婴幼儿，每升水中的矿物质总含量不宜超过 100mg，其中钠要低于 20mg/L，氟要低于 1.5mg/L，防止对新生儿的肾脏发育造成危害。

● 婴幼儿更应要求饮用安全、健康、新鲜的水。纯净水太"纯"，果汁饮料太"甜"，不适合婴儿饮用。

● 预防婴幼儿脱水。

● 观察宝宝的尿液颜色和小便次数：每天小便次数 6～8 次，小便颜色清淡不浓，即表示宝宝身体不缺乏水分；如果尿液黄浊，小便次数少于 6 次，表示身体已经缺水了，应及时补充水分。

● 观察宝宝的皮肤、嘴唇是否干燥：如果皮肤无光泽、出现皮屑、嘴唇干燥，表示身体已经缺少水分了。

● 观察宝宝眼睛：如果发现宝宝眼睛比平时更加凹陷，哭时少泪或无泪，表示身体脱水。

● 观察头部软骨：如果发现宝宝头部中央软骨凹陷很厉害，表示宝宝严重脱水。

2.4 青少年饮水指导

● 青少年活动频繁，每天饮水量要保证在 4L 以上。学生应当养成上学前、课间及运动前后饮水的习惯。

- 重视饮水安全：青少年对于水中有毒物质吸收利用率高于成年人，同样情况下，学生受水污染要比成年人严重。
- 青少年饮水中矿物质含量要比成年人相对高，有利于促进生长发育。
- 青少年应当少喝饮料和纯净水。

2.5 运动员饮水指导

- 运动员活动强度大，水分消耗多，要注意充足饮水。
- 运动员严禁饮用纯净水：大量饮用纯净水，造成水和电解质失衡。
- 不要人为的"节水"与"脱水"：长期限制饮水量不但达不到减重目的，而且会增加体内脂肪沉积，促使肥胖，影响运动员健康。
- 合理选择运动功能饮料：运动功能饮料是以葡萄糖、果糖、蔗糖等提供热量的原料，另外添加促进糖类代谢和消除疲劳作用的 B 族维生素、维生素 E 及无机离子钠、镁、钙等制成，一定条件下选择饮用，有利于促进疲劳的恢复。
- 高温、高湿作业的人群饮水可参考运动员饮水指导。

2.6 农村饮水安全指导

- 农村饮水安全最重要的是卫生学的安全，饮水应注意消毒，尤其是煮沸消毒，有条件的地方可以使用含氯的消毒剂。
- 农村饮水和厕所采用氯制剂、漂白粉消毒，现在发现氯制剂的消毒副产物很多是致癌物质。因此，要避免此类物质对水源的污染。
- 血吸虫流行地区用五氯酚杀灭钉螺，现在全国已经发现五氯酚污染也可致癌。因此，不要饮用洒过五氯酚的水。
- 很多农村饮用土窖水，补水来源多以地表水为主，集水环境尚未达到卫生要求，饮水容易被污染而引起介水性传染病。
- 目前推广水泥制成水窖是解决水量的好方法，但水质问题仍然没有得到解决，存在严重的污染问题。

3 相关饮品的饮用指导

3.1 牛奶

牛奶消化率高，富含蛋白质、维生素和一些矿物元素，是适宜的营养饮品。但是牛奶含钠高于母乳，婴儿饮用时要注意补水；牛奶含铁量低于母乳，以牛乳为主的婴儿注意补充铁含量，防止发生牛奶性贫血症。婴儿有乳糖不耐受者，饮用时要加以注意。主要以牛乳喂养的婴儿，最好选择矿物质含量适中的水作为婴幼儿专用水，注意水中钠含量应低于 20mg/L，钙含量为 20～30mg/L，镁含量 10mg/L 左右。

3.2 豆浆

豆浆营养丰富，几乎含有大豆中的全部成分，包括丰富的蛋白质、脂肪、碳水化合物、矿物质和维生素等。营养价值与牛奶相似，钙含量和消化率低于牛奶，是身体虚弱、病后恢复期病人理想的营养饮品。豆浆必须在煮沸后饮用，并宜加放蔗糖。喝豆浆与服用抗生素的间隔时间最好在 1h 以上。豆浆一次不宜喝得过多，每天 300～500mL 即可。不宜用鸡蛋冲豆浆喝。胃炎、胃溃疡、肾病、急性胃炎和慢性浅表性胃炎者不宜食用豆制品。不能空腹喝豆浆。

3.3 茶

茶叶中含有茶多酚、氨基酸、茶多糖、咖啡因等多种对人体有益的物质，经常适量饮茶有益人体健康。我国历代医药书籍中的记载以及现代医学对茶叶的保健功能进行大量研究，概括起来茶的保健功能为：兴奋解倦、益思少睡、消食祛痰、解毒止渴、利尿明目、增加营养、解酒杀菌、抗衰老、抗癌、防止艾滋病、抗凝血、抗血栓、降糖、增强免疫力、助消化、强心解痉等。国内对茶叶研究的最多的是茶多酚、茶多糖和生物碱等。

茶叶中的一些物质容易被氧化，因此沏茶用水应选择一些还原性好、矿物质含量适中的水，总矿物质含量 200mg/L 左右的水可以有效析出茶叶中的有益物质。

茶叶中含有咖啡因，具有利尿和兴奋作用，同时茶叶中含有鞣酸，会影响铁的吸收，所以老年人和儿童适宜饮用淡茶水。一般空腹和临睡前不应饮浓茶。

饮茶器具有助于提高茶叶的色、香、味。不同的茶叶可以选择不同的茶具，绿茶可以选用瓷器或玻璃器具，铁观音等可以选择紫砂茶具。

沏茶水温影响茶叶饮用品质：绿茶水温以 80～90℃为宜，铁观音的水温以 100℃为宜，红茶或普洱茶更要注意水温和浸泡时间。

3.4 咖啡

咖啡豆含有糖类、蛋白质、脂肪、菸碱酸、钾、粗纤维、水分等营养成分。此外，咖啡还含有咖啡因、单宁酸、生物碱等保健成分。咖啡可以激发情趣，解除疲劳。现代研究发现咖啡还具有防病的功效。

每日咖啡的饮用量 2～3 杯为宜，避免空腹饮用，饮用时适当加些糖或牛奶，咖啡浓度不宜过高，加糖不宜过多；煮咖啡忌时间过长；高血压、冠心病、动脉硬化、胃病、肝病、癌症患者，老年妇女，孕妇，维生素 B_1 缺乏者，儿童等八种人不宜喝咖啡。

3.5 饮料

饮料带给人们时尚、补水、以及味觉的享受。许多饮料已经成为人们日常膳食的组成部分。合理地选择饮料对合理膳食具有重要作用。饮料种类繁多，功能各异，购买时要注意饮料标签上的配料表，可以根据自己身体需求进行选择。目前我国市场的许多饮料，包括一些果汁、茶饮料等含糖多在 6％以上，大量饮用时会增加机体热量，增加体重。

根据营养学会的调查显示，我国部分城市的中学生每天喝饮料量是饮水量的 2 倍。饮料中含有大量的糖，糖会抑制摄食中枢，产生饱感，过多的糖会转化为能量，容易增加体重。

3.6　汤

汤是中国菜肴的一个重要组成部分。饭前喝汤，可湿润口腔和食道，刺激味蕾，增加食欲，有研究表明饭前喝水可以减少食物的摄入量，起到减肥的作用。饭后喝汤，可爽口润喉，有助于消化。中医认为汤能健脾开胃、利咽润喉、温中散寒、补益强身，养生、保健、治疗、美容等诸多方面发挥重要作用。我国自古以来就有喝汤的习惯。喝汤不仅起到补水的作用，而且汤也是我国食疗的一种。

第五篇 饮水安全

导读

　　饮水安全是人类健康和生命安全的基础保障。环境污染、生态破坏导致公众饮水安全状况不容乐观。饮水安全保障包括水源安全、供水安全、水处理设施安全和家庭饮水安全等方面。

1 饮水安全和安全饮用水

　　饮水安全是人类健康和生命安全的基本保障，饮水安全是国家安全和食品安全的重要组成部分，是人民安居乐业和提高生活质量的基本保证。饮水的安全供给是保障人类健康的基本措施。

　　饮水安全包括饮用水源、饮水量和饮水供给方式等。安全饮用水是指水质符合国家标准的无毒无害的生活饮用水，正常饮用可发挥水在人体内的生理功能，有效预防水中生物、化学或物理因素引起的各种急性、亚急性或慢性毒性和疾病，保障饮用者的身体健康和生活质量。

2 饮水污染及其危害

　　外界水环境污染造成人体内环境的污染，最终影响人体健康和生命安全。水污染可引起介水性疾病，它包括四个方面：介水传染病、化学污染引起的疾病、生物地球化学性疾病和藻类污染引起的疾病。中国近年来各地不断发生水污染事件，对公众饮水安全和生命安全产生了不良的影响。

　　介水性传染病：通过饮用或接触受病原体污染的水而传播的疾病，包括霍乱、伤寒、细菌性痢疾、甲型肝炎、戊型肝炎等。

　　化学污染引起的疾病：饮用受到有害化学物质的污染饮水后罹患的疾病。随着全球经济的飞速发展，水中化学污染日益突出。据 WHO 资料，现查明全世界水体中已查出 2221 种化学物质，其中饮用水中有害的有机污染物 765 种。这些化学物质在水中残留时间长，多数不易被降解，高浓度短时间作用于人体可产生急性毒性作用；低浓度长时间作用于人体可产生慢性毒性作用，甚至引起公害病。

生物地球化学性疾病：区域自然环境的水和土壤中某种化学元素过多或过少，促使当地动物和人群中发生特有的疾病，称为生物地球化学性疾病（又称"水性地方病"）。这些化学元素是人体中激素、酶和维生素的组成成分或是人体组织和器官不可缺少的成分。因此，过多或过少均可引起疾病。我国常见的与饮用水有关生物地球化学性疾病为：地方性氟中毒、地方性砷中毒和地方性甲状腺肿以及藻毒素引起的疾病。

3 主要饮用水安全

3.1 自来水安全

自来水就是市政管网水，是居民主要饮水来源。现在很多城市缺水，自来水首先是水量的保证，在水量保证的基础上才能考虑水质的保障。自来水中存在不安全因素包括自来水水源污染、局部市政管网陈旧造成二次污染、突发水污染事件造成水源污染、消毒剂副产物的危害。水中小分子有机物和消毒剂结合后生成消毒副产物，有许多已经被确认是癌症的诱发物，日常烧开水时，随着烧水时间的增加，水中的消毒副产物的含量增加。

3.2 矿泉水安全

矿泉水的形成过程是复杂的，经过漫长的成千上万年，地下水流经了含有不同特征组分的岩层，它们是形成矿泉水特征组分的物质来源。我国矿泉水品种和含量具有很大的区别，特殊体质的人群，如婴儿、孕妇、或一些患病人群在饮用时要慎重，科学选用。

我国大约有 10％左右的矿泉水含有溴化物。溴化物在高含量的臭氧作用下容易被氧化为溴酸盐。溴酸盐是否对人体有害，还没有确切的证据。溴酸盐容易与水体中天然有机物质（NOM）

反应生成溴仿、三溴硝基甲烷、溴乙酸等有害物质。这些物质有许多被证明有遗传毒性和致突变性。

3.3 纯净水和蒸馏水安全

纯净水与蒸馏水在水的特征与水本质方面一样，即水中不存在任何矿物质。只是加工的工艺和设备不同。蒸馏水是用蒸馏方法除去水中的一些组分，对于挥发性的物质去除率较低；纯净水是利用反渗透的原理，用膜过滤的方法去除水中绝大部分的物质，其中包括一些大分子有机物和矿物质。长期饮用纯净水和蒸馏水，由于水中缺少矿物质造成机体的矿物质水平较低，容易引起如下健康问题：

- 机体镁低，引起心脑血管损害，引发高血脂症。
- 对于围产期的孕妇饮用纯净水可能会引起出生婴儿神经系统发育损害。
- 长期饮用纯净水对女性心肾功能有潜在的不利影响。
- 长期暴露在低铅条件下，铅的蓄积增加，造成儿童的迟滞、学习记忆能力下降；明显抑制儿童的生长发育。

纯净水可以作为饮料水，但不宜作为日常饮水长期饮用，尤其是儿童、老人、孕妇、运动员、飞行员及高温作业的人群，更不宜长期饮用。

3.4 桶装水安全

桶装水安全问题主要来自三个环节：一是桶装水生产，二是流通领域，三是家庭使用。家庭选择和使用桶装水时应注意生产许可证、厂址、执行标准号、生产日期、包装物和封口。桶装水最好能尽快喝完，一周内为佳。

4 家庭净水器安全

家用净水器就是对自来水进行深度处理的饮水装置。目前我国家用净水器品种繁多，功能各异。按进水方式可以分为间接式和直接式。间接式净水器进水方式依赖于人工供水，而直接式净水器则是与自来水管道相连接。滤材是家用净水器的关键部件，其功能体现为过滤（去除杂质和微生物）、软化（降低硬度）、吸附（除去有机物、颜色和嗅味）和消毒等。家用净水器的选购要注意：生产厂家资质、安装便捷性、性价比、整机和滤材使用期限和售后服务。

5　家庭饮水机安全

家用饮水机属于水家电的范畴，因此在购买时，要看是否具有国家电器和饮水方面的认证，根据需要和经济条件选择不同的饮水机。无论购买何种饮水机都存在二次污染的问题，消费者每2～3个月清洗一次，可以从市场购买饮水专用的清洗剂进行清洗。饮水机在家要安装在避光处。

6　饮水杯安全

饮水安全要重视水杯的安全性。

塑料属于化学高分子材料，用塑料杯装开水和热水，塑料中化学物质更易释入水中。另外，塑料的表面看似光滑，实际从微观构造来看有很多孔隙，孔隙中易藏留污物。

玻璃是无机硅酸盐类烧结而成，不含有机化学物质，而且玻璃杯易清洗，使用玻璃杯是最为安全的。

陶瓷是陶器和瓷器的总称，用非金属矿高温烧结而成。陶瓷杯的内壁通常涂有一层釉，当涂釉的杯子盛入开水或酸、碱偏高的饮料时，彩釉中铅元素及其他重金属容易析出，影响人体健康。所以，陶瓷杯最好选用本色杯，而不选用彩釉杯。

功能杯在加工时加入一些功能材料，从而改变水的微观物理结构，使水呈现一定功能作用的水杯。目前，功能杯主要有两大种类，一是磁化杯，二是能量杯。通过物理方法赋予水一定的能量，改变水的物理性质，可以使水的分子簇变小，而产生一定的生理功效。

用一次性纸杯喝水、喝饮料，对许多市民来说，早已成了习惯，用完了就扔，十分方便。2012年6月1日起，一次性纸杯新国家标准 GB/T 27590—2011 正式实施，新标准对纸杯的印刷、原材料、添加剂等方面提出了更高要求。标准中规定：

纸杯口距杯身 15mm 内、杯底距杯身 10mm 内不应印刷图案；不得使用回收材料作为原料制作纸杯；不得人为添加荧光增白剂；纸杯不应有异味；底部和侧面均不应漏水、渗水。

7 社区自动售水机安全

社区的自动售水机是对自来水进行深度处理，大大提高了自来水的安全性。用户只要刷卡，就能买到水。目前还没有自动售水机水质的国家标准，不同自动售水机出水质量相差甚远。消费者不是专家，无法辨认水质好坏，但是消费者应该关心设备厂商对自动售水机的维修和清洗的频度，以及公布的水质状况。相关监管部门要建立相应的行业规范，统一生产标准，严格生产步骤，才能使自动售水机行业良好的发展。

第六篇　　饮用水类型与选用

导读

  我们周围有多姿多样、五花八门的水，而广大消费者却无从选择，不知道喝什么好。各种水都具有不同的特点，了解不同的水，每个人可以根据自己的生理需要、心理需要、饮水习惯和购买能力不同，正确地选择您所需要的水，你会发现饮水带来的不仅是安全，还有健康。

1　饮用水分类

  饮用水依据水源、水质、加工包装、功效等不同，分类方法也很多。饮用水常规分类见图6-1。根据对人体生理功效的作用，饮用水可分为安全水、健康水和功能水。安全水是指没有污染、无毒、无有害物质，符合国家饮用水标准的"干净水"。健康水是指在满足人体基本生理需要和生命维持基础上，长期饮用可以改善生理功能、增进人体健康、提高生命质量的水，天然矿泉水、天然冰川雪水等属于健康水。功能水是指长期饮用对人体某些疾病有辅助疗效作用的饮用水。水种选择和饮水量要根据身体状况和需求并在医生或营养师等专业人士的指导下科学饮用。

  水的安全与健康是两个不同的科学概念，安全水是健康水的基础和首要条件，不能称为健康水，健康水又不同于医疗用的功能水。安全水和健康水在饮水量上不需要进行控制，而医疗用水的饮水量要加以控制。

  图6-2（见书后彩图）是依据饮用水根据水源、水量及水质特点进行分类。

  饮用水分级图说明：

  一级：来自无污染水源的高海拔天然雪山冰川矿泉水，矿

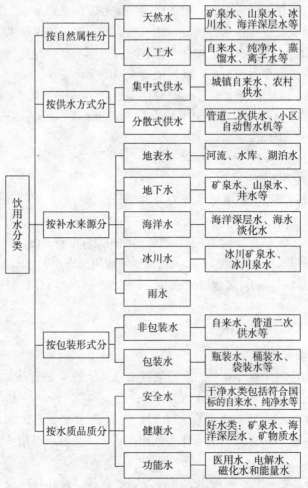

图 6-1　饮用水分类

物质含量丰富均衡，资源珍稀，满足人体健康饮水需求，提升生命质量，为优质天然矿泉水，水质符合国家饮用天然矿泉水标准。

二级：普通天然矿泉水，含有矿物质，给消费者带来健康、便利。水资源相对较多，无污染或微污染，水质符合国家饮用天然矿泉水标准。

三级：水源较丰富，可能微污染或轻度污染，加工工艺较复杂，以满足日常饮水方便需求。水质大部分属于饮用净水。

四级：经过人工处理的非包装水，水源丰富，轻度污染或污染。属于安全水的范畴，满足消费者基本生活需求。

注：以上分级所涉及的水的种类，均属于中国居民常见饮用水类别，除此之外，还有一些如小区自动售水机、家用净水器等对自来水进行二次深度处理的饮用水。

2 饮用水相关标准

我国国家饮用水标准分为两大部分，非包装水的标准最重要的是《生活饮用水卫生标准》（GB 5749—2006）和《城市供水水质标准》（CJ/T 206—2005），包装水的相关标准有 3 个，即《饮用天然矿泉水》（GB 8537—2008）、《瓶装饮用纯净水》（GB 17323—1998）、《瓶（桶）装饮用纯净水卫生标准》（GB 17324—2003）。

3 各类饮用水选用

3.1 自来水饮用

由于自来水存在的二次污染带来自来水的不安全因素，因此日常饮用自来水应注意几点：

● 长时间未使用自来水时，先打开水龙头，让水流 2～3min，然后再接新鲜的水作为饮用水。放出来的水可用于清洁卫生等。

● 把自来水管流出的水放入盛水容器（最好是陶瓷罐）中静置 1～2h 自然净化和澄清后再烧开饮用。

● 自来水煮时间不宜过长。自来水随着煮开的时间增加，一些对人体有害的物质也随之增加，例如水中的汞加热 10min 时达到最大。另外亚硝酸盐煮沸时也增加。

● 水快烧开时应把壶盖打开 2～3min，让自来水中可挥发性有害物质放掉。

● 有条件的家庭可安装家庭净水器，把自来水中存在的有害物质去除，再经过净化过程保持自来水中的有益物质。

3.2 天然矿泉水

我国《饮用天然矿泉水》(GB 8537—2008)中对矿泉水的定义：从地下深处自然涌出的或经人工揭露的、未受污染的地下矿水；含有一定量的矿物盐、微量元素或CO_2气体；在通常情况下，其化学成分、流量、水温等动态在天然波动范围内相对稳定。

我国矿泉水的分类是按照饮用天然矿泉水中的 8 项界限值，某项达到或超过界限值就成为某型的矿泉水。在我国锶型、偏硅酸性型或二者混合型的矿泉水最为丰富，占矿泉水总量的 90%以上。

矿泉水中的矿物组分受到地层构造的影响。不同地区矿物组分不同。选择矿泉水时，注意看标签上的标示内容，看产地，是否在一些自然保护区等人迹罕到的地方；看含量，选择适合自己健康矿物含量；看资质，选择具有采矿许可证、生产许可证的厂家；看执行标准，可以知道是否是天然矿泉水。达到国家天然矿泉水标准要求，是纯天然的优质健康水。

3.3 天然泉水

天然泉水来源较多，没有相应国家标准。我国有些省出台了一些地方标准来加强对天然泉水的管理。优质天然山泉水同样具有好水的共同特点，例如，接近零污染，冷泉，pH 呈微碱性小分子团化，含有种类丰富、比例合适的有益矿物质等。

3.4 雪山冰泉水

雪山冰泉水来源于溶化的冰川水渗入地下，通过地下岩石的净化、矿化、活化（地磁作用）等作用，然后通过地压作用自然涌出形成冰川泉水，简称冰泉水。若涌出冰川的冰川水质所含矿物质元素有一项以上达到"国家天然矿泉水标准"要求，此泉水我们称为天然冰川矿泉水，此矿泉水的补水来源来自冰川，所以又区别于一般陆地补水来源的矿泉水。雪山冰泉水是近年来市场上出现的一种新型高档水种。因为它珍贵、稀有、地域远、交通不便，因此价格比一般平常瓶装水贵。

北京公众健康饮用水研究所通过对国内多个冰川泉水的水源进行综合评定，发现雪山冰泉水具有以下共同特点：

● 高能态：水的能态是水的活性基础，只有能态高的水呈结构有序化小分子簇。

● 溶点沸点低。

● 氘含量低：氘进入人体内后难以代谢。高氘的水对人体的遗传、代谢和酶的活性都有不良影响。冰泉水氘含量比海水、自来水、内陆水低，冰泉水可称为低氘水。

● 富含丰富、天然矿物元素：矿物元素是人体维持生命不可少的营养物质。

● 水龄长：水龄与污染和活性都有一定的关系。冰泉水的水龄比一般陆地矿泉水水龄长，大多在几千年以上。水龄长，说明水的能态高，活性好，无污染。

3.5 纯净水与蒸馏水

纯净水和蒸馏水最大的优点是安全，安全是健康的基础。生产纯净水的设备工业化程度高，生产管理简单。所以我国大多数的二次供水和小区自动售水机以及家用净水器均采用反渗透膜生产出来的水都是纯净水。

在污染严重的地区，首要的问题是水的安全性，因此纯净水是最佳的选择。为了避免水中缺乏矿物质给健康带来的不利因素，世界卫生组织要求脱盐后的纯净水再矿化后再饮用。

3.6 矿物质水

矿物质水是在纯净水的基础上，人工添加化学化合物（主要是氯化钾和硫酸镁两种）。水中矿物元素是人工添加的，不是水中原有矿物元素，所以矿物质水本质还是纯净水，不能和天然矿泉水混为一谈。消费者选择时应注意。

3.7 功能水

所谓功能水是指通过物理技术赋予水一定的能量，改变水的物理性质，可以使水的分子簇变小，而产生一定的生理功效。功能性饮水由于强化了普通饮水所具有的某些调节人体生理功能的作用，使得人们在日常生活中有可能通过饮水在不知不觉之中调节消化、排泄以及代谢等生理功能，起到一定的促进健康的作用，因此，功能性饮水具有很大的市场前景。

功能水有广义和狭义之称。狭义只指人体饮用的水，广义指人体饮用之外的水。人饮用的功能水也分为两种，天然和人工的。例如天然含有某些矿物元素对人体某些疾病有辅助疗效作用的水，在国外也成为医疗矿泉水。功能水一般是针对特定人群，饮用量要加以控制，对某些疾病有辅助疗效作用。目前国际上人工功能水相对成熟，如磁化水、电解水、能量水、富氧水、苏打水等。

3.7.1 电解水

电解水又称离子水。电解水分为酸性离子水和碱性离子水。酸性离子水的 pH 一般在 3 以下。在日本有些酸性水可以达到 pH 为 2.3 左右，因此又称为强酸性水。强酸性水的 pH 较低，腐蚀性小，使用安全。目前在许多医院和家庭将它作为消毒剂使用。喷在花卉或蔬菜的叶面上，可以抑制虫害的发生。pH 在 5～6 间可以作为美容水。碱性离子水可以作为饮用水。碱性离子水的 pH 一般比自来水高，当 pH 在 9～9.5 时，特别是对消化道疾病有一定的作用，对胃黏膜损伤有抑制作用。根据日本实验每日的饮用推荐量按体重为 20mL/kg。1966 年日本厚生省批准认定饮用碱性离子水，对于"胃酸过多、消化不良、肠内异常发酵、慢性痢疾"有医疗效果。

3.7.2 苏打水

目前分为三大类。人工苏打水是矿泉水中在低温条件下充入二氧化碳制成；天然苏打水是天然含气的苏打水，水质为微碱性，水的 pH 往往为 8～8.5，有的甚至更高，水中不含有二氧化碳；人工造苏打水是用纯净水加入小苏打以及其他调味剂，调配而成。

有些人胃酸分泌过多，还有些人患有高尿酸血症，适当饮用天然苏打水对身体可能有益处，但天然苏打水含有的钠和溶解性总固体较高，饮用量要根据自己的身体的状况适当饮用。对于一些肾病的人饮用水要加以注意。然而长期适量地服用苏打水或重碳酸型的天然泉水要结合自身的血浆的碳酸盐的含量，缺者补之，过量可能会引起碱中毒，引发厌食、恶心、头痛等症状，尤其老年人及肾脏病血浆中的患者，长期服用更易发生碱中毒。

3.7.3 海洋深层水

海洋深层水系指水深 200m 以下阳光无法照射到的海水。海洋深层水的特点：具有低温性、丰富矿物盐和无病原体和水质稳定等特性。海洋深层浓缩水利用膜处理或蒸馏的方法去除深海水中的氯化钠，充分地保留了水中丰富的镁离子和超过 80 种的矿物质元素，比起一般陆地上所含有的矿物质种类多且均衡。海洋中的微量元素特别是镁元素对人体的健康极具有价值，如减缓异位性皮肤炎症状、改善脂质代谢降低心血管疾病罹患率、抑制脂肪细胞分化与改善肥胖、具有抗疲劳的作用、协助细胞解毒作用等。

饮用注意事项：海洋深层水的浓缩液有效含量随着加工工艺的不同而不同。因此在饮用时，要注意看标签中的标示量，依据自己的身体状况进行适当地补充。纯净水中可以适当地添加一些海洋浓缩液，使饮用水做到安全与健康的统一。

3.7.4 低氘水

氘为氢的一种稳定形态同位素，也被称为重氢，元素符号一般为 D 或 ^{2}H，是氢的稳定同位素。匈牙利国家药物监督机构批准将低氘水作为晚期肿瘤的辅助治疗手段，匈牙利已有 1500 多名肿瘤病人接受了低氘水疗法，临床跟踪显示了低氘水对癌症的明确功效。现在低氘水已进入美国 FDA 癌症临床药物二期评估。

3.7.5 高氧液

氧是一种无色无味的气体，在固态和液态时为浅蓝色。从19 世纪以来呼吸道给氧是唯一的一种给氧的方式，然而当有些特殊患者，如严重的头面部复合伤、呼吸道烧伤、光气中毒、肺弥散性障碍（肺间质纤维化、尘肺、SARS）呼吸抑制和高原缺氧等不能经肺部有效地吸收氧气。

近年来，第四军医大学徐礼鲜教授发明了高氧液的装置，制备出高氧液，并获得全军科技二等奖。高氧液经静脉注射可以有效地提高人体中血液的含氧量。

高氧液的特点：

● 作为输液可以有效地提高机体血氧浓度；

● 作为饮用，其生物学效应、有效浓度保持时间以及吸收机理还需要进一步实验论证；

● 高氧液进入到机体内后是否会对肠道的微生态环境有影响，仍需要进一步实验论证。

4　瓶装饮用水与饮料选用

选择瓶装水时，要根据自己的身体状况和经济条件来选择适合的瓶装水。仔细查阅瓶装水的标签，饮用天然矿泉水的标签中包括如下内容：采矿许可证、取水证、生产许可证、生产厂址、生产单位、执行标准、品名、商标、水的主要成分等诸多内容，在瓶身通常标示了生产日期。作为消费者在购买时，可以采取下列步骤：

● 瓶装水是否在保质期内。

● 看水源地，首选那些人迹罕到的地区或自然保护区内生产的瓶装水。

● 饮用天然矿泉水通常都标示出水中的主要各种矿物质含量；而人工配制的矿物质水或其他饮料通常有配料表，以此来分辨瓶装水类别。

● 观察水中的矿物质含量，重点看溶解性总固体（TDS）含量，作为常规饮用可以选择 500mg/L 以下，选择 pH 为 7.5～8.0，钠含量小于 60mg/L 的矿泉水；然而一些具有特殊功能的矿泉水，例如苏打水、钒水、锂水、高重碳酸盐的水等，饮用量通常有一定的限制，消费者要根据自己的身体状况灵活选用。

● 观察瓶装水的执行标准，饮用天然矿泉水和饮用纯净水均执行国家标准（GB），同时在品名下显著位置上标示了水种。DB为地方标准，浙江省出台了天然泉水的地方标准。QB为企业标准。

● 饮料、矿物质水及人工配制的瓶装水仔细审阅标签中的配料表，消费者通过配料表可以了解该饮料中主要添加剂的种类。根据种类的不同选择自己所喜爱的口感，并满足时尚的需求。有些饮料还含有对人体有益的营养成分。消费者可以灵活选用。饮料和一些人工配制的瓶装水与优质天然矿泉水不同，不能作为补水的主要来源，饮用的数量也应有所限制。

第七篇　公众饮水现状与热点问答

导读

　　我国公众饮水存在很多认知和习惯方面的误区和盲区，饮水观亟待改善。通过对公众常见问题的解答，消除错误认知，促进公众科学饮水。

1　公众饮水现状

　　在 2010 年由国家发改委宏观院公众营养与发展中心饮用水产业委员会、北京公共健康饮用水研究所共同主办，昆仑山天然雪山矿泉水为支持品牌，在新浪网上举办了"水与生命质量认知大调查"。

　　从本次调查结果中可以看出，短短的半个月参与的人数多达68749 人次，尤其是经济发达的地区参与的人数多，例如浙江和江苏参与的人数多，南方比北方参与的人数多。

1.1　日常饮水方式不科学，饮水量严重不足

　　调查显示，中国公众近 9 成人没有主动饮水的习惯，66.1％的人每天仅喝 1～2 杯水，每日饮水量严重不足公众饮水方面存在许多误区和盲区。图 7-1 和图 7-2 为公众饮水习惯和饮水量的调查结果。

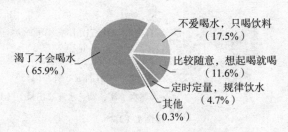

图 7-1　公众饮水习惯调查结果

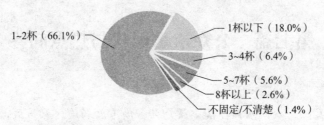

图 7 - 2　公众饮水量调查结果

1.2　缺乏饮用水分类和标准的基本常识

　　83.3％的被调查者不知道饮用水的分类，购买饮用水时很少注意标签标示，不知如何做出有益健康的选择，更不了解饮用水的执行标准。选择天然矿泉水的人群比例仅占 7.6％，见图 7 - 3。对于饮用水的选择上，79.3％的人选择纯净水，见图 7 - 4。

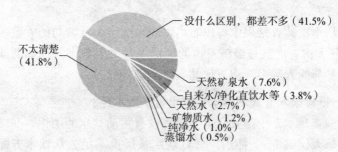

图 7 - 3　公众饮水类型调查结果

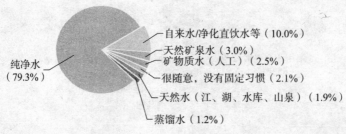

图 7 - 4　公众饮水选择调查结果

1.3 不了解水的生理功用，健康水消费总量严重偏低

大部分人不了解水的生理功用，对有益健康的饮用水（健康水）缺少基本认知，消费总量严重偏低。饮水选择的调研显示79.3％的消费者选择纯净水，天然矿泉水的消费率3％，远远低于欧洲、美洲等一些发达国家。图7-5是公众饮水选择和功能的调查的结果。

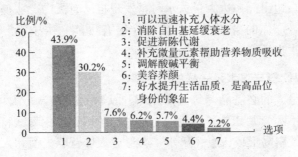

图7-5　公众对水功能的认知调查结果

2　公众饮水热点问题解答

2.1 饮水是为了解渴，口渴时才喝水？

现在很多人只知道渴了就喝水，喝水只是为了解渴。其实，喝水不但是解渴，维持生命需要，更是为了维护健康的需要。口渴是人体缺水的一种信号，一种病症信号。当感到口渴时再补水已经晚了。因为人感到口渴时，体内的水分已散失2％～5％，此时可能出现心烦和少尿等身体不适。当体内水分散失5％～7％，会出现皮肤起皱、幻觉、狂躁、甚至发生轻度昏迷。超过20％有生命危险。

如果非要到口渴时才去喝水的话，犹如土地龟裂时才去给庄稼浇水，为时已晚。口渴才饮水容易导致脱水，影响人体健康。口渴了才喝水是一种被动的饮水习惯，可以说是一种不良习惯。还有一些人渴了也不喝水，而是忍着，这样会造成人体处于长期脱水状态。应该养成良好的饮水习惯，经常饮水，少量多饮，让

人体水分常处在良性状态。

2.2 水喝得越多越好？

我们提倡多喝水，保证每日有足够的饮水量，但喝水也绝不是越多越好。我们讲科学饮水主要是喝水要适量，不是多多益善。尤其是患心脏病、胃病的人喝水量更要注意控制。长期饮水过多，导致肾脏超负荷工作，易出现肾功能受损。炎炎夏日，如果你在一边出汗一边大量饮水时，发现自己有无力、头痛、呕吐等症状，那你的身体在告诉你，你很有可能"水中毒"了。因而，饮水也不能过量。

2.3 喝饮料与喝水是一样的？

水是人的必需品，每天必须喝。饮料是商品，每天可以喝，也可以不喝。尤其是婴幼儿、老年人、孕妇更应少喝饮料。人们长期喝饮料易形成厌食、厌水，会形成人体营养失衡和人体慢性脱水，尤其引起脑细胞脱水，引起脑的认知能力降低。喝水是补水过程，喝饮料是脱水过程。

2.4 冬天天冷可以少喝水？

有的人认为冬天出汗少，体内不缺水，补不补水无关紧要。虽然冬天看到的出汗并不多，但正常排泄也会失去大量水分，并且冬季气候干燥，室内取暖、睡热炕等均会增加体内水分流失。所以，冬天要养成定时定量喝水的好习惯。

2.5 多喝矿泉水会造成结石吗？

与水有关的结石病为泌尿系统的结石病，即肾结石、尿路结石、膀胱结石。从营养学的角度来看，引起结石疾病的原因包括饮食中钙的摄入量过低，饮水水质过软和含钙量低，每日饮水量过低，摄入的含有植酸类的食物过多等因素。其根据有以下几方面：

● 每日饮水量过低、排尿量低于 1500mL 时，容易引起尿结石等疾病的风险增加；

● 矿泉水等一些含钙较高的水，在肠道中与食物中的植酸类物质结合，大量的植酸钙从肠道排出，减少了植酸钙在尿液中的数量；

● 高钠的饮食、钠含量超过国家标准的饮水以及高氟低钙的饮水都会增加肾结石的风险；

● 不良的饮食习惯，大量饮酒和可乐类的饮料也会增加肾结石的风险。

我国大部分矿泉水中含有丰富的钙元素，且矿化度中等，充足饮用这类矿泉水非但不会引起出泌尿系统结石，反倒有预防和治疗作用。

2.6 矿泉水能加热吗？

有些高矿化度的矿泉水富含碳酸钙和镁，加热后水中的碳酸钙镁形成白色沉淀物，影响口感和感官。碳酸钙和镁在饮水机等加热容器中形成水垢，而水垢会影响饮水机的热交换，耗能增加。因此使用饮水机加热矿泉水要及时清洗饮水机，去除水垢。高矿化度的矿泉水不要加热饮用，中低矿化度的矿泉水可以加热饮用。

2.7 矿泉水会变质吗？

国家对天然矿泉水生产厂商有着严格的要求，包括建厂要求、矿泉水引水工艺、曝气工艺、过滤和消毒工艺、充气工艺、灌装工艺、洗瓶工艺、矿泉水工艺流程及其生产线等多个方面。矿泉水生产有着严格的检验与卫生管理、品质控制等标准，因此正规厂家生产的天然矿泉水品质有着可靠的保证。

所有的食品都有保质期，只要在保质期内饮用都有质量保证。矿泉水的运输和存储均有一定的要求，避免阳光直射，存放在阴凉的地方。矿泉水开打后一定要尽快喝完，不要超过24h，否则容易引起细菌等污染，如果没有喝完的矿泉水可以加热后再饮用。

2.8 矿泉水都有溴酸盐吗？

在2011年我国有一些矿泉水在检查中发现溴酸盐超标，一时间在市场上掀起轩然大波。溴酸盐是水中的溴化物经过臭氧消毒后，生成的消毒副产物。世界卫生组织（WHO）的《饮用水水质准则》中，将该指标定为 2B 组，对人可能致癌。我国当前含溴化物较高的水源地大约只占 5%，主要集中在南方沿海地区或特定地质结构区，大部分的矿泉水含有的溴化物较低，即使经过臭氧消毒后，溴酸盐也不会超过国家饮用天然矿泉水标准的限量值。溴化物含量较高的矿泉水的加工工艺加以改进，这个问题可以得到解决。

2.9 越贵的水越好吗？

水并非越贵越好。好水应该参考以下标准进行鉴别：

● 水源地天然无污染：水源地是对水的品质起决定性作用。目前，人类居住区附近的地表水大多受到或轻或重的污染，甚至某些地区的地下水也遭受了重金属污染。只有远离人类生活范围的水源地或者自然保护区等地，例如天然雪山，才能真正保证水源天然无污染。

● 优良的工艺和设备和严格的生产管理：用于先进的生产工艺和设备，全自动生产，避免产品遭受人工污染，并有严格的生产管理。

● 富含有益人体健康的天然矿物质元素：饮水是补充矿物质元素的重要途径，好水必须富含多种矿物质元素，且含量均衡，满足人体健康需求，长期饮用可以促进机体新陈代谢，促进生命质量提高，缓解一些营养代谢疾病的发生。

2.10 肉眼看到瓶中有杂质，说明水不干净吗？

瓶中有杂质，并不一定意味着水不干净，对于水中的杂质需要区别对待。天然矿泉水中富含多种矿物质元素，长期放置后可能会发生矿物质析出沉积，在水中形成白色的矿物颗粒，并不影响矿泉水的品质，不会危害人体健康。如若是因为生产或运输过程中矿泉水中细菌超标或遭到人为污染而导致产生杂质，水中发现一些漂浮物，则是产品品质问题。具体情况，需交由权威检验机构进行检测。

2.11　吃药能用矿泉水送服吗?

有些高矿化度的矿泉水里含有丰富的铁、钙、镁、锌等微量元素和金属离子,如果药物与矿泉水搭配服用的话,矿泉水里的某些金属元素就易与药物中的成分起反应,有时反而会使药效降低。例如可使四环素类药物、抗结核药物异烟肼的抗菌作用减弱,甚至使强心甙类药物毒性增加等。中等偏低矿化度的天然矿泉水可以用于服药或者煎熬中药,由于水的活性高,药效可以充分析出。

2.12　瓶装水可以反复烧开吗?

自来水是用氯作为消毒剂,有消毒副产物问题,而瓶装水多数用臭氧作为消毒剂。因此,瓶装水反复烧开不会产生消毒副产物。反复烧开的水不能喝的理由有这几种:

● 水烧开多次后,水中的氧气就少了,喝缺氧的水对健康不利。但是人体是靠呼吸获得氧气,与水没有直接的关系。

● 烧开多次的水里的硝酸盐会分解成亚硝酸盐,毒性更大,会破坏血红蛋白的携氧能力。实验表明,加热第 181 次后水中的亚硝酸盐也只增加到 $3.53\mu g/L$,人要食用大约 $0.2g$ 才会中毒,就是说,要喝下几万升这种水,才能中毒。

2.13　喝水是多多益善吗?

对于有肾病、肺心病的患者,不能大量饮水。在短期内过量饮水,一方面易于引起急性胃扩张,使人感到胃脘部疼痛等不适感;另一方面,水在胃肠道吸收后,首先进入血液,导致血浆中水分增加,渗透压降低,又引起垂体后叶抗利尿激素的释放减少甚至停止,减少对尿液中水的重吸收,使其从尿中的排泄增加,进而使渗透压恢复正常。

2.14　净水器的滤芯使用时间越长,质量越好吗?

任何设备都有使用寿命,净水器也是如此。大部分净水器都是采用过滤的方法处理水,净水器中的不同的滤芯也有寿命,使用时间长了,会引起净水器的二次污染。消费者要定期清洗和消毒。

2.15 净水器价格越高越好吗?

我国幅员广大,南北水质差异较大。净水器的工艺、设备和滤材也有较大的差异。消费者购买净水器时,要根据自己生活的需要,购买适合自己的净水器,不要盲目地跟风。适合就是最好的。

2.16 哪些水不能饮?

● **污染水不能喝**:各种饮用水一旦受到有机物、重金属、微生物等有毒、有害、有异味物质等的浸入均不能作为饮用水。其中各种饮用水产品在贮存、运输及各种饮水设备用具接触中也易受到污染,最易受污染的是微生物菌类污染及硝酸盐类超标,一旦从外观上出现异味或出现絮凝物质,均表明水受到污染应小心饮用。不能直接生饮没有经过净化及未消毒过的天然水(井水、山泉水等),因为不经过处理的天然水容易受到污染。

● **死水不能饮**:若水放置的时间过久,由于水分子团的相互聚合作用会聚集成大分子团,矿物质也会发生沉淀作用,氧散发出去,从而丧失了"年轻态"而变得衰退、老化、活力失去。"千滚水"就是在炉子上沸腾了很长时间的开水,还有饮茶时在电热水器中反复煮沸的水。但如果反复煮沸,势必使水有害物质浓缩,使得那些有害物质的浓度升高。

● **过硬的水不能喝**:水的硬度是指溶解在水里的钙、镁矿物质总含量。水中钙、镁等矿物质的含量越大,水的硬度也越大。饮用水质过硬的水,水硬度超过 500mg/L 会影响胃肠道的消化、吸收功能,引起消化不良或腹泻。长期饮用硬度过大的水,可能引起结石的发生率增高。但过软的水也不好,适宜硬度在 30~200mg/L 间的水为宜。

● **医疗用水不能作为日常饮用水**:目前市场上一些名为功能水的水产品是指对一些疾病有预防疗效作用的水,大部分属于医疗用水,不能作为正常人群的饮用水,不宜作为生活饮水大量饮用。功能水必须在医生指导下饮用,而且必须有量地控制。

第八篇　重要参考资料

世界各国居民的饮水量统计，见表8-1。

表8-1　世界各国居民饮水量统计

国家	总液体摄入量/ (L/d)	食物中的水分/ (L/d)	每日摄入的总水量/ (L/d)
比利时	1.78	0.44	2.22
丹麦	2.63	0.66	3.29
法国	1.50	0.38	1.88
德国	2.11	0.53	2.64
匈牙利	0.73	0.18	0.91
冰岛	1.93	0.48	2.41
印度尼西亚	—		1.84
爱尔兰	1.77	0.44	2.21
意大利	0.97	0.24	1.21
墨西哥	—	—	2.38
荷兰	1.85	0.46	2.31
挪威	1.97	0.49	2.46
波兰	1.13	0.28	1.41
英国	1.78	0.44	2.22
平均±SD	1.68±0.53	0.42±0.13	2.10±0.61

美国食品和营养委员会（NRC，2004）公布的美国居民不同年龄和性别的适宜饮水量（AI），见表8-2。

表8-2 美国NRC推荐的美国居民不同年龄和性别的适宜饮水量（AI）

年龄	性别	推荐饮水量（包括饮料）/（L/d）
0～6个月		0.7，假定来自于母乳
7～12个月		0.8，假定来自于母乳和辅助食品和饮料
1～3岁		1.3
3～8岁		1.7
9～13岁	男孩	2.4
	女孩	2.1
14～18岁	男孩	3.3
	女孩	2.3
19～70岁及以上	男性	3.7
	女性	2.7

资料来源：Food and Nutrition Board，2004。

欧洲食品安全局和美国国家科学院医学研究所推荐的人体饮水量，见表8-3。

表8-3 欧洲食品安全局和美国国家科学院医学研究所
推荐的各类人群饮水量

组别	年龄	欧洲食品安全局 2010年/（mL/d）	美国科学院医学所 2004年/（mL/d）
婴儿	0～6月	680 由奶摄入	700
	6～12月	800～1000	800
儿童	1～2岁	1100～1200	1300
	2～3岁	1300	
	4～8岁	1600	1700
	9～13岁男孩	2100	2400
	9～13岁女孩	1900	2100
	14～18岁男孩	同成年人	3300
	14～18岁女孩		2300

组别	年龄	欧洲食品安全局 2010 年/（mL/d）	美国科学院医学所 2004 年/（mL/d）
成年人	男性	2500	3700
	女性	2000	2700
孕妇		2300	3000
哺乳		2600～2700	3800
老年人		同成年人	同成年人

世界卫生组织（WHO）提出的满足人体水合作用的饮水量，见表 8-4。

表 8-4 WHO 推荐的人体每日饮水量

组别	常温	高温 轻体力劳动	总需要量
女性成年人	2.2L	4.5L	4.8L（怀孕）
			5.5L（哺乳）
男性成年人	2.9L	4.5L	—

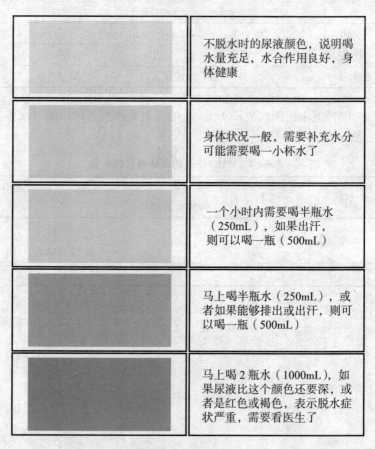

不脱水时的尿液颜色，说明喝水量充足，水合作用良好，身体健康

身体状况一般，需要补充水分可能需要喝一小杯水了

一个小时内需要喝半瓶水（250mL），如果出汗，则可以喝一瓶（500mL）

马上喝半瓶水（250mL），或者如果能够排出或出汗，则可以喝一瓶（500mL）

马上喝2瓶水（1000mL），如果尿液比这个颜色还要深，或者是红色或褐色，表示脱水症状严重，需要看医生了

图3-3　人体尿液颜色与水分补充参考图

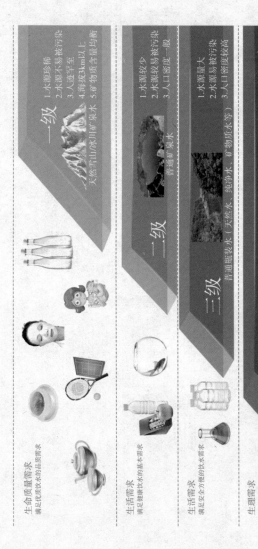
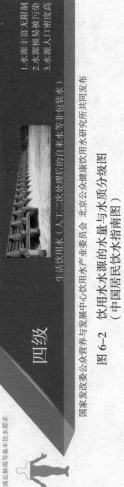

生命质量需求
满足优质饮水的品质需求

一级
天然雪山/冰川矿泉水
1.水源珍稀
2.水源不易被污染
3.人迹罕至
4.海拔3km以上
5.矿物质含量均衡

生活需求
满足健康饮水的基本需求

二级
普通矿泉水
1.水源较少
2.水源较易被污染
3.人口密度一般

生活需求
满足安全方便的饮水需求

三级
普通瓶装水（天然水、纯净水、矿物质水等）
1.水源量大
2.水源易被污染
3.人口密度较高

生理需求
满足解渴等基本饮水需求

四级
生活饮用水（人工二次处理后的自来水等非包装水）
1.水源丰富无限制
2.水源极易被污染
3.水源人口密度高

图 6-2　饮用水水源的水量与水质分级图
（中国居民饮水指南图）

国家发改委公众营养与发展中心饮用水产业委员会 北京公众健康饮用水研究所共同发布

55